AF611802

MANUEL DES BAIGNEURS

OU

NOTICE SUR LES BAINS DE MER

DE BIARRITS,

PAR **P. R. AFFRE**, DOCTEUR EN MÉDECINE,

Membre correspondant de la Société de médecine et de chirurgie pratiques, directeur des secours du sauvetage.

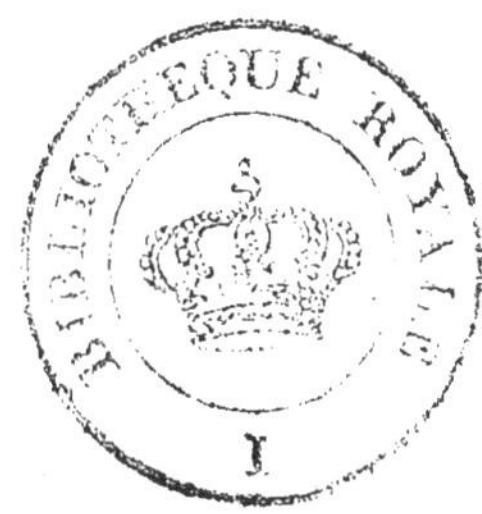

Les remèdes les plus efficaces nuisent d'autant plus, quand ils sont employés mal à propos, qu'ils sont plus salutaires quand on s'en sert opportunément.

Le docteur VOGEL.

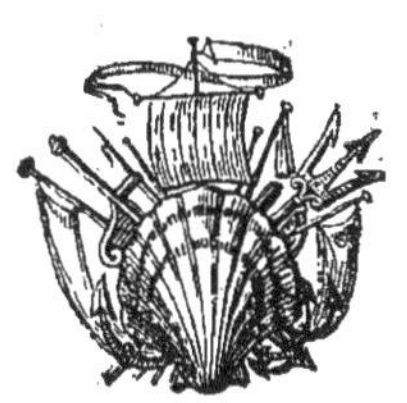

BAYONNE,
IMPRIMERIE ET LITHOGRAPHIE DE LAMAIGNERE,
RUE BOURG-NEUF, 66.

1845

Chaque exemplaire devra être revêtu de ma signature.

INTRODUCTION.

Avant de parler de l'usage de l'eau de mer, de ses divers effets physiologiques et thérapeutiques, qu'il me soit permis de présenter quelques considérations sur la fréquentation des établissements de bains en général et en particulier de ceux de Biarrits.

Les remèdes ont deux applications bien distinctes. Quelquefois ils s'adressent à une maladie déterminée, à un symptôme morbide ; souvent ils agissent sur l'ensemble des conditions qui constituent la santé et contribuent à réparer, fortifier, rénover même les éléments de la vie.

Parmi les moyens qui ont en vue de rétablir l'harmonie dans l'organisation de l'homme, il ne faut pas douter qu'un des plus efficaces ne soit la fréquentation des eaux thermales et des bains de mer, parceque indépendamment de l'action thérapeutique, dont nous ne nous occupons pas ici, elle entraîne forcément un changement momentané, mais complet, dans toutes les habitudes de la vie.

Il n'y a pas d'effet sans cause, et si l'on pouvait remonter à l'origine des maladies, on s'apercevrait qu'un grand nombre d'entr'elles ont leur source dans nos habitudes. Tantôt nous sommes plongés habituellement dans un air qui ne nous convient pas ; tantôt notre profession exige une attitude qui gêne quelque organe essentiel à la vie ; quelquefois une préoccupation d'esprit, un souci s'est mêlé et confondu avec la monotonie de notre existence.

Ces causes et mille autres analogues introduisent dans l'économie des organes un germe destructeur, inaperçu, mais irrésistible comme toute action incessante.

On sait qu'une goutte d'eau, tombant toujours à la même place, finit par percer le plus dur rocher. Il en est ainsi d'une habitude quand par elle-même elle tend à la lésion d'un organe. Plus alors votre vie est uniforme, plus l'action lente et continue de la cause délétère est puissante. Vous n'en aurez peut-être pas la conscience, précisément parce qu'il ne s'agit pas d'une action brusque et douloureuse, mais la goutte d'eau tombe et creuse toujours. Vainement la nature travaille sans cesse par des voies variées et avec une habileté merveilleuse à réparer le désordre ; à chaque instant votre habitude interrompt ce travail réparateur : elle est comme le ver qui ronge l'amandier. La sève, qui circule sans cesse, aurait bientôt cicatrisé la plaie si le ver s'éloignait quelques jours seulement; mais il ronge à toute heure, à toute minute, et il faut que l'amandier succombe.

Quoi de plus propre que la fréquentation des eaux thermales et des bains de mer à soumettre à un changement complet l'ensemble de nos habitudes non-seulement matérielles, mais encore intellectuelles? Le citadin pourrait aller dans une autre ville, mais il y retrouverait les mêmes objets, les mêmes préoccupations, le même genre de vie. Il pourrait se retirer à la campagne, mais il y rencontrerait l'isolement, la monotonie, peut-être l'ennui; et s'il est des pensées qu'il avait besoin d'éloigner de son esprit, c'est là précisément qu'il se trouve face à face avec ces redoutables adversaires.

Mais il va aux eaux! et pour ne pas nous écarter de la spécialité de cet écrit, il va à Biarrits! On n'a peut-être pas observé le profond changement que toute son existence va subir, au moins pour un temps, surtout si l'on se reporte à cette vie toute Biarrote, telle que les Bayonnais savaient si bien se l'arranger autrefois.

On partait: et d'abord c'était un projet bien arrêté, un parti pris de passer joyeusement la saison des bains.

On laissait à la ville son atmosphère chargée de miasmes et de vapeurs, pour aller respirer à pleins poumons l'air embaumé des Pyrénées et l'air salin de la mer.

On laissait à la ville la plume et l'aiguille et les habitudes sédentaires du bureau, du cabinet, de l'atelier et même du salon pour aller gravir du matin au soir les roches pittoresques et les mélancoliques falaises qui s'étendent de la Chambre-d'Amour jusqu'au pays des Cantabres.

On laissait à la ville les soucis de la vie industrielle pour s'abandonner, au moins pendant quelques jours, à la contemplation de la plus imposante nature que Dieu ait jamais offerte aux regards de l'homme.

Au lieu de consacrer, comme à la ville, une partie de la nuit au travail et une partie du jour à un repos agité, on était levé et couché avec le soleil et l'on dormait profondément au bruit monotone des grandes eaux; on substituait aux deux repas du citadin les quatre repas du Biarrot; le luxe était banni et le sans-façon des vêtements entraînait le sans-façon des relations, la gaîté, la cordialité, les rapports familiers et de tous les instants.

A cette époque on vivait chez le Biarrot, avec le Biarrot; on s'identifiait à son existence, et on aimait, le soir, à écouter l'histoire lugubre de la famille de son hôte ; car quelle maison de Biarrits n'a pas son drame à raconter, drame saisissant et tragique, comme tous ceux qui ont pour théâtre l'orageux Océan. — C'est un jeune homme plein d'espérance et d'avenir, qui s'est fait tuer à St-Jean-d'Ulloa pour couvrir de son corps le courageux prince de Joinville ; — c'est une femme qui a vu du rivage s'engloutir le frêle esquif qui portait son père, son mari et ses deux fils.

Telle était la vie de Biarrits à une époque qui n'est pas éloignée, et il serait difficile de dire dans quelles habitudes elle ne jetait point une heureuse perturbation. Aujourd'hui la civilisation a pénétré dans cette peuplade de marins ; elle l'a transformée en ville, ou, pour mieux dire, la transformation s'accomplit tous les jours sous nos yeux. Les baigneurs y gagneront-ils ? il faut le croire ; la civilisation a des ressources cachées et imprévues qui développeront à Biarrits de nouveaux moyens de diversion. Qui peut dire ce qui arrivera quand les chemins de fer verseront sur notre plage des flots de population Parisienne ? Peut-être Biarrits aura-t-il alors des wauxhall, des *regates*, des *yacht-club*, et le vieux Bayonnais, à l'aspect de ces routes nombreuses, de ces belles promenades, de ces somptueux hôtels, de ces fraîches toilettes, du cacolet absent et de la roche nivelée, sera le seul à dire tristement : « On m'a gâté mon pauvre Biarrits ! »

Ce n'est pas encore, ainsi que je l'ai dit, les habitudes de la vie matérielle qui se modifient au bord de la mer ; ce n'est même pas seulement l'oubli des préoccupations, des affaires, des soucis et des obligations de la ville qu'on y vient chercher ; ce ne serait là, pour ainsi parler, qu'un avantage négatif.

Mais est-il possible de se trouver au milieu de cette magnifique nature dont on est entouré à Biarrits, d'embrasser du même regard les Pyrénées et l'Océan, de promener ses yeux sur l'étendue infinie, d'entendre gronder à son oreille ce murmure éternel qui commença avec le monde et ne finira qu'avec lui, sans se sentir au cœur de ces émotions graves et douces qui font oublier, dédaigner même, au moins pour un temps, et le monde, et ses froids calculs, et ses plaisirs vides, et ses dures nécessités ? Ces émotions, il ne faut pas être poète pour les ressentir. Elles pénètrent confusément, mais tout aussi intimement dans le cœur de l'homme inculte, quoique son esprit ne soit pas habitué à les analyser. Il semble même que la magie de ce spectacle s'exerce avec un charme si puissant, qu'elle soumet jusqu'à la nature instinctive de cette partie de la création, qui paraissait devoir y rester à jamais étrangère. Qui n'a pas quelquefois observé, auprès de la croix de l'Atalaye ou sur la pointe du cap Saint-Martin, la silhouette immobile d'une vache à la robe tigrée, contemplant pendant des heures entières les lentes fluctuations des vagues, comme pétrifiée par l'attrait d'une indéfinissable rêverie! Quel charme rafraîchissant doit donc trouver dans ce spectacle la créature que Dieu a spécialement préposée à la contemplation de son œuvre! Au midi, le pays basque et ses vertes vallées, et ses blanches maisons, riant paysage encadré dans la majestueuse chaîne des Pyrénées; au nord, l'Océan sans bornes, enserré dans les deux franges d'argent qui dessinent le gigantesque hémicycle du golfe: d'un côté, c'est la côte plate et sablonneuse de France; de l'autre, la longue file des monts Biscayens qui s'allongent à perte de vue et disparaissent par une dégradation insensible dans les profondeurs de l'horizon. Tantôt l'immense théâtre est inondé des feux du soleil de juillet, tantôt il est baigné des molles clartés de la lune. Quelquefois une légion de nuages aux teintes sans nombre vient en varier à l'infini les aspects, ou bien il est enveloppé d'épaisses ténèbres et *tenebræ erant super aquas*. On se croirait alors aux jours de la création, si le phare ne projetait sur les eaux son sillon lumineux et ami du nautonier.

Cependant des scènes pleines d'animation viennent arracher votre âme au vague de la rêverie. Voyez ces voiles qui s'agitent à l'embouchure de l'Adour. Le vent est favorable. *Il va y avoir une sortie.* Vingt navires voguent jusqu'à ce qu'ils soient en face de vous, presqu'à la portée de votre voix; mais alors d'imperceptibles manœuvres semblent animer leurs voiles, ils se séparent et la même brise va les pousser dans toutes les routes de l'Océan. — Ou bien, un point noir paraît à l'horizon. Vous croyez que c'est une pauvre mouette égarée; mais le vieux marin mutilé, qui fait toujours à Biarrits sa vigie volontaire, armé de sa lunette inséparable, vous a déjà dit si c'est une goëlette ou un brick, s'il vient de la Baltique ou de Terre-Neuve. — Mais quelles autres émotions vous attendent! La tempête a soulevé les flots; l'orage embrase l'étendue. Le vaisseau qui s'avançait majestueusement est devenu le jouet des vagues; il a fait entendre le canon de détresse. Toute la population de Biarrits est sur la falaise. Les yeux se tournent vers le Boucau. Voyez avec quelle intrépidité les pilotes s'efforcent de surmonter les brisants de la barre. Mais l'Océan ne cède pas facilement sa proie. Le steamer lui-même fait en vain flotter son panache de fumée. Cependant le temps presse, l'anxiété redouble : oh ! le courage a vaincu tous les obstacles. Le navire entre dans le port aux cris de joie des baigneurs qu'un spectacle si imposant et si nouveau pour eux avait frappés de stupeur.

Mais que cet épisode n'introduise pas dans votre esprit l'idée qu'il y a pour votre fille quelque danger à se baigner dans l'Océan. La nature a ménagé à Biarrits un bassin d'eau de mer calme et dormant comme le lac des montagnes. Que si votre fils plus aventureux en franchit les limites, ne craignez rien encore : une administration vigilante a toujours les yeux sur lui : à la moindre apparence du danger, il y a des barques, des cordes et surtout des dévouements toujours prêts.

Je terminerai par une réflexion ou si l'on veut un conseil : un topique dirigé contre un mal local peut avoir un effet prompt et quelquefois instantané. Quelques centigrammes de sulfate de quinine coupent une fièvre intermittente, quelques sangsues calment une vive douleur, une saignée dégage d'une oppression ; mais si l'on veut renforcer la constitution par les spécifiques qu'on trouve à Biarrits, le *sommeil*, *l'appétit* et *le calme* ; si l'on veut agir sur les tempéraments en opposant un bon régime à un régime vicieux, la vie active à la vie sédentaire, un air pur à un air vicié, des impressions douces et bienfaisantes à d'inquiètes sollicitudes et à des soucis cuisants ; en un mot, si l'on veut détruire par des *habitudes* saines les germes délétères qu'ont pu déposer dans l'organisme des habitudes contraires, il faut bien se rappeler que l'action du temps est indispensable et l'on se ferait illusion si l'on espérait obtenir d'un séjour fugitif des effets durables.

CHAPITRE I.

Caractères physiques et chimiques de l'eau de mer.

L'eau de mer doit être comptée au nombre des eaux minérales salines : elle est même plus chargée de sels que la plupart des autres eaux minérales ; elle perd continuellement de l'eau par l'évaporation, tandis que celle qui lui vient de la terre apporte toujours avec elle quelque substance saline en dissolution.

L'eau de l'Océan est inodore, transparente et légèrement colorée ; elle a une saveur âcre et saumâtre : elle est beaucoup plus dense que l'eau douce. D'après Gay-Lussac, sa pesanteur spécifique est à celle de l'eau distillée : : 1,0286 : 1,000.

La température de l'eau de mer suit jusqu'à un certain point les variations de la température atmosphérique ; cependant jamais elle ne peut s'élever aussi haut ni descendre aussi bas que celle de l'atmosphère : d'un côté, l'évaporation continue qui existe sur cette vaste surface diminue sa température ; de l'autre, l'immense profondeur de la mer développe de la chaleur dans les couches inférieures qui, s'élevant par leur pesanteur spécifique, viennent nécessairement réchauffer les couches supérieures et empêcher leur température de baisser autant que celle de l'atmosphère : c'est ainsi que peut s'expliquer ce phénomène observé par les habitants de Biarrits que la température de cette contrée n'est jamais aussi basse que celle des lieux voisins; qu'il existe dans les jours les plus froids une différence d'un à deux degrés : il ne peut en être autrement, car l'eau de la mer ne descend jamais à zéro, même quand la température atmosphérique est à quelques degrés au-dessous : le calorique que possède en plus la mer doit donc être distribué aux corps environnants suivant la loi de l'équilibre des températures. Ainsi Biarrits doit gagner quelques degrés de chaleur dans les jours les plus froids.

L'évaporation de l'eau de mer est plus lente que celle de l'eau douce.

Je me suis assuré par des expériences commencées avec le docteur Lembron et répétées avec soin, que dans l'espace d'un quart-d'heure, le thermomètre Réaumur soumis à l'influence de l'eau douce baissait de deux degrés de plus que le même thermomètre qui se trouvait sous l'influence de l'eau de mer pendant le même temps et avec les mêmes conditions.

Ce phénomène de l'évaporation moins prompte de l'eau de mer explique une infinité de faits qui, à la première vue, paraissent obscurs. On ne doit plus s'étonner que les marins, qui passent presque toute leur vie sur mer ou sur les bords de la mer, soient si rarement atteints des mêmes maladies que produit le séjour auprès des rivières ou dans des lieux humides.

Soumise à une complète évaporation, l'eau de mer donne un résidu salin par litre d'eau de 36 g^{mes} 5. (*Ann. Chim. et Phys.*, T. 6., p. 428.)

Un grand nombre de chimistes se sont occupés de son analyse : comme les sels que l'on retire des eaux minérales par l'évaporation sont quelquefois le résultat des décompositions successives survenues pendant cette opération, ils n'ont pu obtenir les mêmes proportions.

Tels sont les éléments qu'ont donnés les expériences chimiques faites dans ces derniers temps :

Hydro-chlorate de soude.
Idem .... de magnésie.
Sulfate .... de chaux.
Idem .... de magnésie.
Idem .... de soude.
Carbonate .... de magnésie.
Idem .... de chaux.
Acide carbonique.
Potasse trouvée par Wollaston et Marcet.
Brôme trouvé par Balard.
Traces d'iode.

CHAPITRE II.

Divers moyens d'employer l'eau de mer.

L'eau de mer peut être administrée à l'extérieur, en bains, affusions, douches, lotions et pédiluves : à l'intérieur, en boisson, lavements et injections.

Bains de mer. — On peut prendre les bains de mer de plusieurs manières : 1° en faisant passer tout le corps sous l'eau, la tête la première ; 2° en plongeant le corps jusqu'au cou subitement ; 3° en entrant dans l'eau lentement et progressivement.

La première de ces trois méthodes est la meilleure, dans le plus grand nombre des cas ; elle prévient les congestions qui peuvent survenir vers la tête ou la poitrine : quoiqu'elle fasse éprouver de la frayeur, de l'oppression et quelques étouffements, elle doit être préférée à moins que les petits désordres qu'elle produit ne prennent trop d'intensité.

La deuxième méthode assez bonne épargne aux baigneurs les sensations pénibles et répétées d'un froid vif; enfin, la troisième tout à fait vicieuse est cependant la plus usitée. Le plus grand nombre des baigneurs entre lentement et progressivement dans la mer; à mesure qu'ils s'avancent dans l'eau, les frissons se renouvellent; on les voit grelottants, immobiles, indécis, éprouvant des étouffements, des suffocations. Ces accidents, ils pourraient facilement les diminuer ou les prévenir en suivant la première ou la deuxième méthode.

Affusion d'eau de mer. — On trouve dans plusieurs passages des œuvres d'Hippocrate que les affusions d'eau froide ont été fréquemment employées et suivies des plus heureux effets. Pendant un long espace de temps, les médecins se sont peu occupés de ce moyen thérapeutique. C'est vers 1712 que des médecins distingués les employèrent dans quelques maladies éruptives.

On entend par affusion l'opération de verser sur la totalité ou sur une partie du corps avec mesure une quantité plus ou moins grande d'eau.

Pour retirer des affusions d'eau de mer quelques avantages, il est utile de prendre en considération une foule de circonstances, certaines dispositions pathologiques et individuelles : ainsi la nature, l'époque de la maladie, la température du liquide, la durée des affusions, sont autant de circonstances dont le médecin doit tenir grand compte.

Pour recevoir des affusions, le malade doit être debout ou agenouillé sur le bord de la mer, ou dans la mer. On verse ensuite sur la totalité ou sur une partie du corps, le plus souvent sur la tête, l'eau de mer, qui doit sortir du vase par une large ouverture, d'abord lentement, puis promptement, ayant soin de ne mettre que le moindre intervalle possible entre une affusion et celle qui doit la suivre, pour éviter que dans cet intervalle les phénomènes de réaction, d'exacerbation ne se reproduisent. Les médecins américains emploient généralement les affusions contre les fièvres nerveuses, cérébrales. Les Russes traitent par ce moyen presque toutes les maladies éruptives. Delavergne, Barrère, Currie, Doucet, en ont retiré d'excellents effets dans le traitement du tétanos. Le docteur Lefrançois raconte l'histoire d'une dame qui éprouvait depuis plusieurs années des attaques d'éclamsie, qui avaient résisté à toute espèce de traitements; elle fut radicalement guérie par les affusions d'eau de mer. Les docteurs Bird, Joly, citent dans leurs écrits plusieurs observations de rhumatismes nerveux (névralgies externes), de coliques nerveuses (névralgies internes), qui ont été traités avec succès par les affusions d'eau de mer.

Les nombreuses et étroites sympathies qui existent en santé et pendant la maladie entre la peau et la membrane muqueuse intestinale ont donné l'idée de traiter par les affusions certaines diarrhées, certaines dyssenteries chroniques, qui avaient résisté à tous les moyens thérapeutiques ordinairement employés contre ces affections.

Le docteur Nardi assure qu'il s'est guéri lui-même d'une dyssenterie chronique par les affusions, et qu'il en a retiré de grands avantages dans plusieurs autres cas de la même nature.

M. C....., sujet à des accès de goutte qui l'avaient tourmenté pendant plusieurs hivers, après avoir essayé en vain des bains et des eaux des Pyrénées, eut l'idée, malgré l'avis de son médecin, de venir prendre les bains de Biarrits. Après douze bains, après seize affusions, de cinq minutes chacune, sur le pied malade, les douleurs si violentes de la goutte se calmèrent. Il m'a assuré qu'un jour sentant les prodrômes d'une nouvelle attaque, il se rendit en toute hâte à Biarrits, où il prit vingt affusions d'eau de mer froide, deux par jour, qui lui firent le plus grand bien.

Malgré ces observations de guérison, on ne saurait apporter trop de réserve dans l'emploi de ce moyen thérapeutique, qui doit être considéré comme un puissant sédatif. Il est quelques cas tout particuliers qui réclament l'usage des affusions d'eau de mer. Par exemple, les chutes anciennes faites sur la tête, les congestions sanguines vers les yeux, vers le cerveau, certains cas d'amaurose, les céphalées fixes et irrégulières, la prédominance du volume de la tête chez les enfants, et même certaines hémiplégies.

On les emploie toujours avec succès chez les rachitiques et les scrophuleux, quand les articulations sont relâchées.

Un enfant de trois ans, d'un tempérament lymphatique très-prononcé, à chairs flasques, à teint blafard, était sujet à des accidents nés de cette diathèse scrophuleuse; le moindre effort, le plus léger faux mouvement produisait chez cet enfant la luxation du radius dans l'articulation cubito-humérale. Quatre fois dans l'espace de six mois il éprouva cet accident, trois fois au bras droit et une fois au bras gauche; ces luxations furent réduites assez facilement. Depuis qu'il a été soumis à l'usage des affusions froides et des bains de mer, son teint s'est coloré, ses articulations se sont renforcées et il n'a plus éprouvé cet accident, malgré plusieurs chutes qu'il a faites.

Douches d'eau de mer. — On appelle douche, l'action que produit une colonne d'eau qui frappe une partie quelconque du corps dans un but thérapeutique. Les douches sont descendantes, ascendantes, latérales, suivant qu'elles sont dirigées de haut en bas, de bas en haut, de côté. La température de l'eau qui sert pour les douches doit être subordonnée à des indications particulières et ne peut être déterminée d'avance. On peut poser en principe qu'elles produisent une action stimulante proportionnée à la hauteur du réservoir, au diamètre de l'ouverture par laquelle s'échappe le liquide et à la température de ce liquide. Quelquefois des douches d'eau de mer prolongées pendant six minutes ont produit des effets sédatifs. Ainsi M. D...., âgé de 32 ans, atteint depuis six mois de douleurs frontales presque continuelles, en a pris douze de cinq à six minutes dans le courant de cette saison. Les trois premières avaient exaspéré la douleur; le malade était entièrement découragé et ce ne fut que sur de vives instances qu'il continua ce moyen énergique, qui réussit parfaitement.

En général, les douches ne conviennent point dans les maladies aiguës, parce qu'elles produisent une stimulation générale très-vive sur la partie qui les reçoit. En effet, presque toujours la peau de la partie du corps qui a été frappée éprouve une certaine dépression; tout autour un cercle rougeâtre se développe peu à peu et s'étend de plus en plus à mesure que les douches continuent, et quand l'opération est terminée, elle devient le siége d'une transpiration abondante.

Les douches sont indiquées toutes les fois qu'il faut ranimer l'action organique languissante dans quelque partie du corps. Les auteurs citent de nombreuses guérisons par les douches dans des maladies chroniques, telles que les engorgements lymphatiques anciens, les phlegmasies chroniques des viscères abdominaux, les leucorrhées anciennes, certaines paralysies des organes génito-urinaires, les ankyloses incomplètes, les roideurs musculaires, survenues après des blessures par armes à feu, le lombago, etc.

On a employé avec succès les douches ascendantes d'eau de mer froide, dans des prolapsus de la matrice, du vagin et du rectum.

Pour recevoir des douches, il faut être placé dans une baignoire vide, afin d'éprouver l'effet stimulant qu'on veut produire; il est évident que si le malade était plongé dans un bain d'eau tiède, il serait à redouter que l'effet sédatif du bain ne vînt contrebalancer l'action stimulante des douches. Biarrits possède deux plages, où l'on peut les recevoir sans éprouver le moindre embarras : à la côte des Basques et à celle du Moulin, les vagues se succèdent rapidement et viennent se briser avec force sur la partie du corps qu'on leur expose. Ces chocs violents et répétés valent bien les douches artificielles.

Pédiluves d'eau de mer. — Les pédiluves d'eau de mer sont employés comme un puissant révulsif, contre les congestions cérébrales et pour rétablir dans leur état normal les personnes du sexe, qui éprouvent quelque retard accompagné de désordres plus ou moins sérieux.

Lotions d'eau de mer. — Les lotions, qui consistent à laver les parties du corps saines ou malades, doivent être employées contre les engorgements des membres et pour ranimer la surface et les bords de certaines plaies, de certains ulcères chroniques.

Usage interne de l'eau de mer. — L'eau de mer employée à l'intérieur a été trop négligée. Le grand nombre des médecins ne voyant que l'effet purgatif de ce médicament, lui ont préféré tous les autres purgatifs dont l'usage est journalier. Cependant on ne peut s'empêcher d'ajouter foi aux observations de Russel, de Buccham, de Bergmann, de Gaudet, qui en ont retiré les meilleurs effets dans la jaunisse, dans les douleurs néphrétiques, dans le carreau et dans quelques affections convulsives des enfants.

Elle a été de tous les temps préconisée comme un altérant puissant contre l'obésité. Mais elle n'est réellement utile qu'autant que l'on continue son usage pendant un assez long temps. Il n'est pas toujours nécessaire qu'elle produise des effets purgatifs. Quand on veut employer l'eau de mer à l'intérieur, il est important de prendre quelques précautions que l'on néglige très-souvent. Il convient de la boire à la dose de 180 grammes pour les enfants de 4 à 7 ans, et pour les adultes à la dose de 340 grammes en deux fois, le matin à jeun et le soir avant de se coucher.

Il importe de la faire puiser loin des côtes et à une grande profondeur dans la mer. Il faut la laisser reposer pendant quelques heures et la décanter doucement afin de la débarrasser de tous les corps étrangers qu'elle peut contenir. Elle doit être bue à la température qu'elle présente naturellement; chauffée, elle excite souvent des vomissements, tandis qu'elle produit rarement cet effet à la température ordinaire.

MM. Pasquier et Rayer ont cherché à améliorer le goût de l'eau de mer en ajoutant un carbonate; mais d'après les expériences du docteur Guastalla, la plupart des individus l'ont supportée difficilement ainsi composée. Du reste, la répugnance que l'on éprouve d'abord pour sa saveur saumâtre et amère disparaît rapidement.

Dans les hépatites chroniques, dans les engorgements glandullaires et dans toutes les formes des dégénérescences scrophuleuses, cette boisson contribue puissamment à hâter la guérison.

Lavements d'eau de mer. — On guérit souvent des constipations habituelles et opiniâtres par l'usage d'un demi-lavement d'eau de mer administré tous les deux jours.

Injections d'eau de mer.—On a employé avec succès les injections d'eau de mer contre les leucorrhées anciennes et les engorgements chroniques du col utérin.

CHAPITRE III.

Règles à suivre dans l'emploi des bains de mer.

Quand on doit prendre les bains de mer, il est nécessaire de suivre certaines règles dont l'oubli a été la cause de plusieurs accidents.

On suppose trop généralement que les bains de mer sont innocents et qu'ils peuvent être pris sans observer la moindre précaution. Ainsi un grand nombre d'individus vont se baigner quand le corps est en transpiration ou après le repas. Ils se fondent sur l'exemple des guides qui, pendant la saison des bains, vivent pour ainsi dire dans la mer, sans songer que l'habitude atténue chez ces individus l'action de l'eau de mer. Du reste, l'exemple est mal choisi; car je pourrais citer le fait de deux guides, jeunes, robustes, à formes athlétiques, qui, malgré cette grande habitude de rester continuellement dans la mer, ont été atteints cette année, l'un, d'un rhumatisme articulaire aigu qui l'a retenu dans son lit au milieu de vives souffrances pendant dix jours, après lesquels des sueurs abondantes, combinées avec d'autres moyens thérapeutiques, ont produit la guérison; et l'autre, d'un rhumatisme moins aigu, qui a duré quatre mois et l'a empêché pendant ce temps de se livrer à ses travaux ordinaires. Il ne faut donc point se baigner quand on vient de faire son repas; il convient d'attendre trois ou quatre heures, afin que la digestion soit terminée.

Quand le corps est en transpiration, il faut rester quelques instants sur la plage, en contact avec l'air doux qui y règne, avant de prendre le bain de mer.

Il est certaines époques pendant lesquelles les femmes doivent s'abstenir de se baigner : il en est cependant qui se baignent, quoiqu'elles soient indisposées, pensant que les bains de mer ne sont jamais nuisibles.

Il est inutile de prouver combien une telle erreur peut devenir dangereuse : deux faits que je citerai plus loin le prouveront mieux que tous les raisonnements.

Quand on est atteint de fièvres intermittentes, il convient d'attendre que le séjour sur les bords maritimes les ait fait disparaître : sans cette précaution, on s'exposerait à voir survenir des congestions vers quelque organe nécessaire à la vie, congestions assez fréquentes dans ce genre de fièvres. Il faut après le bain froid faire de l'exercice, mais un exercice modéré, pour ranimer la circulation périphérique. Il est des personnes qui ont l'habitude de se reposer après leur bain pendant une demi-heure et de faire ensuite de l'exercice. Plusieurs m'ont assuré qu'elles se trouvaient très-bien de cette méthode.

La règle posée par quelques médecins, qu'on doit marcher après le bain autant que les forces le permettent, n'est pas nécessaire à mon avis. En effet, ou la réaction chez le baigneur se fait facilement, ou elle est lente et très-difficile à venir. Dans le premier cas, un exercice modéré suffit; dans le second, je préfère à cette marche forcée qui fatigue, agite, essouffle le baigneur dont la réaction est tardive et difficile, un pédiluve sinapisé et le repos au lit pendant une demi-heure, et après ce repos un exercice modéré.

Quoique la température de Biarrits soit fort peu variable pendant l'été, quelquefois il s'élève à la fin de la journée sur le bord de la mer, qu'on aime toujours à admirer, une brise assez froide qui peut provoquer des accidents chez les personnes faibles et délicates : il convient de porter le soir des vêtements plus chauds que dans la journée et de ne s'exposer à cette brise qu'en faisant de l'exercice.

Durée du bain de mer. — La plupart des baigneurs restent trop longtemps dans le bain, les uns ne suivent que leur caprice, les autres attendent le second frisson pour en sortir. Il est très-difficile de fixer d'une manière positive la durée du bain et si la méthode anglaise est exagérée, puisqu'elle permet de rester à peine deux ou trois minutes dans la mer; la méthode française suivie jusqu'à ce jour est aussi fort vicieuse. Généralement l'on suppose qu'on peut rester dans le bain de mer jusqu'à l'arrivée du second frisson. Cette supposition est mal fondée, car très-souvent ce second frisson se fait trop attendre : il est des individus qui peuvent rester très-longtemps dans la mer sans l'éprouver : s'ils ne suivaient que cette indication pour la durée de leur bain, ils s'exposeraient à en retirer de fâcheux résultats. D'après un grand nombre d'observations, j'ai cru pouvoir établir quelques règles, qui certes ne sont pas absolues, mais qui peuvent prévenir certains accidents.

1° Pour les individus forts, vigoureux, le bain de mer peut durer *vingt minutes;*

2° Pour les personnes faibles, délicates, lymphatiques, *huit à dix minutes;*

3° Pour celles qui sont âgées, d'une constitution nerveuse très-irritable, *quatre à six minutes;*

4° Pour les enfants de trois à quatre ans, *trois à quatre minutes.*

Ces règles doivent être observées plus ou moins rigoureusement, suivant quelques indications. Ainsi à mesure que le corps contracte l'habitude de l'impression de l'eau de mer, ses effets physiologiques et thérapeutiques diminuent d'intensité. Dans ce cas, la durée du bain de mer froid peut être augmentée graduellement.

La durée du bain doit encore varier suivant la température atmosphérique et la force des vagues. Il est évident que le bain doit être d'autant plus court, que la température est plus froide et la mer plus houleuse.

D'après l'avis de quelques médecins, il vaut mieux répéter le bain dans la même journée que d'en prendre un seul trop long. Ce précepte, quoique vrai, ne doit pas être appliqué d'une manière générale. Quelquefois le bain répété dans la même journée produit trop de lassitude.

De la saison des bains de mer à Biarrits. — Il est un préjugé qui fixe la saison des bains de mer du *quinze juillet au quinze septembre.* Ces limites ont été posées par l'habitude et la tradition. Le raisonnement le plus simple fera comprendre que l'on peut faire durer plus longtemps cette saison. Les variations trop fréquentes de la température atmosphérique, l'air trop vif, trop froid, sur les plages du nord peu abritées, forcent à choisir le temps le plus chaud de l'année; mais, à Biarrits, on ne doit point redouter ni ces variations subites de la température atmosphérique, ni ces brises froides qui glacent le baigneur qui sort de l'eau. La température y est si peu variable que les médecins du nord, le professeur Andral, en particulier, y envoient de préférence les malades affectés de rhumatisme. Les plages de Biarrits sont renfermées entre des rochers qui mettent les baigneurs à l'abri du vent qui se lève quelquefois sur le bord de la mer.

Ainsi les bains de mer peuvent être pris à Biarrits sans le moindre inconvénient depuis les premiers jours de *juin jusqu'à la fin d'octobre.*

Cependant les enfants lymphatiques, scrophuleux, rachitiques, les individus d'une constitution faible, très-débilités par quelque grave maladie, doivent préférer l'époque des plus fortes chaleurs pour en retirer de meilleurs effets.

Au contraire, les individus assez forts, d'un système nerveux prononcé, irritable, doivent choisir les mois de *juin*, *septembre et octobre.* Les bains produisent alors des effets plus sédatifs. Les médecins anglais, qui se sont occupés plus que nous des divers effets des bains de mer froids, préfèrent les mois de *septembre*, *octobre et novembre.*

Heures du bain de mer. — Il n'est pas toujours facile de fixer d'avance l'heure du bain: la marée qui n'est pas favorable à telle heure donnée, la température atmosphérique et celle de la mer trop froides, la susceptibilité du baigneur trop vive, la maladie qui réclame un bain plus ou moins agité, sont autant de circonstances qu'il faut prendre en considération.

Cependant, règle générale, il a été constaté par un grand nombre d'observations que les heures du matin, depuis huit heures jusqu'à midi, sont les plus convenables. La plupart des malades qui choisissent ce temps se trouvent plus dispos, plus calmes et moins souffrants pendant le reste de la journée.

Nombre de bains qu'il convient de prendre pendant une saison. — Un grand nombre de malades viennent à Biarrits pour y prendre seulement douze à quinze bains de mer. En général ils cessent de se baigner au moment où ils devraient espérer quelque soulagement dans leurs maladies. Le plus souvent les *trois* à *six premiers* bains produisent des effets généraux assez fatigants; après les dix premiers, ces effets disparaissent et l'organisme commence à en éprouver d'avantageux. D'après cette loi à peu près constante, on voit facilement que douze à quinze bains peuvent à peine produire quelque bon résultat, tandis que si l'on continuait jusqu'à trente ou quarante, les effets curatifs se maintiendraient et les malades pourraient jouir des avantages que le bon air, le régime, les distractions, etc., leur procureraient; car il est évident que les tempéraments ne peuvent pas être modifiés en quelques jours.

Quand le baigneur éprouve une grande fatigue ou de vives coliques, quand le cerveau ou la poitrine menacent de se congestionner, quand la fièvre survient, quand il se produit un mouvement fluxionnaire vers quelque partie du corps, il convient de suspendre les bains de mer jusqu'à ce que ces divers accidents aient disparu.

CHAPITRE IV.

Différence des bains de mer pris aux diverses plages de Biarrits.

Biarrits possède trois plages où sont construits, à quelques pas des habitations, de nombreux cabinets pour les baigneurs des deux sexes. La côte du Moulin, celle des Basques et le Vieux-Port sont les trois plages fréquentées indistinctement par les malades, suivant la proximité de leur logement, sans songer que l'action de ces bains est bien différente.

Cette différence vient de l'agitation plus ou moins forte des vagues. Aux deux côtes, la mer est toujours plus agitée, les vagues s'y succèdent rapidement et viennent frapper plus vivement le corps des baigneurs : au Port-Vieux, dans un bassin resserré entre des rochers élevés, la mer est presque toujours calme. Or, les mouvements de l'eau de mer exercent une action qu'il est utile d'apprécier.

D'abord, les vagues en renouvelant l'eau d'une manière continue à la surface du corps, doivent favoriser la soustraction du calorique. Leurs chocs répétés peuvent fatiguer, endolorir les membres des personnes faibles et délicates : quelquefois ces coups violents rendent la tête lourde, produisent des vertiges, soulèvent l'estomac et excitent vivement le système nerveux. Ainsi les bains des deux côtes ne doivent pas être pris, à moins d'une indication particulière, par les individus d'une constitution lymphatique très-prononcée, très-irritable, dont la réaction est lente et difficile, qui sont sujets à des étourdissements et à des défaillances. Au contraire, les individus forts, jeunes, atteints de rhumatismes, de certaines paralysies, sujets à des hémicrânies et à d'autres névralgies chroniques, retireront des bains des deux côtes les meilleurs effets, à condition qu'ils les prendront d'une manière convenable. Car les baigneurs qui les fréquentent, soit qu'ils ignorent la manière de se baigner, soit qu'ils se laissent gagner par la frayeur, restent sur le bord de la mer, les jambes seulement dans l'eau, attendant que la vague vienne passer sur eux; et quand ils sont bien mouillés, ils demeurent immobiles à la même place, exposés à la brise froide, qui occasionne des accidents quelquefois sérieux. Les baigneurs qui choisiront la côte du Moulin ou celle des Basques devront donc avoir soin de laisser leur corps plongé dans l'eau durant tout le temps du bain.

CHAPITRE V.

Des bains de mer chauds.

Les bains de mer chauds sont d'une utilité incontestable dans un grand nombre de circonstances. Les individus au plus haut degré impressionnables, qui sont effrayés par la température et l'agitation de la mer; ceux qui ont retiré des premiers bains froids quelques résultats fâcheux, les jeunes enfants d'un à deux ans, les vieillards qui ne peuvent plus réagir convenablement contre l'impression des bains froids, doivent préférer les bains de mer chauds. Ces bains les tonifient : loin de leur soutirer cette portion de chaleur animale si difficile à renaître chez eux, ils leur font éprouver une légère et agréable excitation, qui donne à leurs membres plus de force, de souplesse et les délivre de ces douleurs fugaces qui les inquiètent et les tourmentent si souvent. Si les bains de mer chauds sont très-utiles dans des cas particuliers, ils peuvent quelquefois produire des accidents sérieux, surtout lorsqu'on les prend sans précaution. Ainsi M. B....., âgé de 45 ans, d'un tempérament sanguin, voulut prendre un bain de mer chaud pour se délasser de quelque fatigue qu'il avait endurée. Il resta dans ce bain à peu près 3/4 d'heure sans s'inquiéter de la température du liquide. Deux heures après qu'il en fut sorti, soit qu'il l'eût pris trop chaud, soit qu'il y fût resté trop longtemps, il éprouva une vive agitation, de la fièvre et des douleurs de tête très-violentes : il était dans le délire, le cerveau menaçait de se congestionner, lorsque je lui pratiquai une large saignée du bras (460 gmes), fis promener des sinapismes sur les membres inférieurs et appliquer des compresses d'eau très-froide sur le front ; le lendemain nouvelle saignée (400 gmes). Après quatre jours d'une diète complète et de soins assidus, ces accidents inflammatoires qu'on ne pouvait attribuer qu'à ce bain de mer chaud, pris sans précaution, disparurent complétement. Les bains de mer chauds doivent être pris à la température de 30° que l'on abaisse graduellement jusqu'à 24 à 22° R.

La durée du bain de mer chaud doit varier depuis dix minutes jusqu'à une demi-heure. Les personnes âgées, les jeunes enfants doivent y rester le temps le plus court : dix minutes. Les autres individus peuvent le prolonger vingt minutes et même une demi-heure, suivant les effets qu'ils éprouvent. On trouve à Biarrits un superbe établissement de bains chauds.

CHAPITRE VI.

Effets généraux des bains de mer froids.

L'eau de mer, d'une température qui varie de 20 à 16° R. pendant la saison des bains, excite une sensation de froid plus ou moins vive suivant les organisations. À part cette forte impression, le principal effet du bain de mer froid est de refouler les liquides dans les grandes cavités, spécialement vers le thorax. Le plus souvent, en effet, dès que le baigneur entre dans la mer, sa peau devient pâle, son pouls petit, dur, concentré ; sa respiration haletante, rapide, entrecoupée ; tous ses tissus sont rigides, il existe un spasme universel. Après deux ou trois minutes, le calme renaît et succède à cet état pénible. La respiration devient libre et facile ; le pouls plein, fort, régulier ; la chaleur se répand sur tout le corps ; les muscles se dilatent et se contractent à volonté : ils ont acquis plus de précision, plus de force et de souplesse que dans l'état naturel. Le baigneur éprouve alors des sensations agréables : cet état de bien-être dure 10, 20 et même 30 minutes : s'il prolonge le bain au-delà de ce terme, il commence à ressentir de nouveau un frisson très-vif, un tremblement général et enfin un malaise extrême qui pourrait entraîner des accidents, surtout chez les nageurs imprudents, qui, se trouvant éloignés du bord, périraient asphyxiés, si, par les soins de l'autorité, on n'avait créé à Biarrits une société de sauvetage, établi pour garde-côtes des marins braves et dévoués, continuellement occupés à veiller sur tous les points, à porter des secours aux malheureux surpris par cet état de faiblesse et de torpeur. Tels sont les phénomènes généraux les plus importants qui se passent chez un grand nombre de baigneurs : comme il existe des individus dont l'organisation est beaucoup plus ou beaucoup moins impressionnable, je vais tracer à grands traits les phénomènes qui leur sont particuliers. Les uns éprouvent à peine la sensation du froid en entrant dans la mer : leur visage se décolore peu, leurs traits sont calmes, ils n'éprouvent aucun malaise ; ce sont des individus jeunes, vigoureux, d'un système vasculaire périphérique très-développé. Ils peuvent demeurer impunément une demi-heure dans le bain de mer froid. Les autres sont d'un système nerveux tellement irritable que l'impression du froid devient horriblement pénible. Leurs traits sont profondément altérés : les frissons se succèdent presque continuellement durant tout le temps du bain : ils en sortent en grelottant, claquant des dents et éprouvant beaucoup de peine à se réchauffer.

Ces derniers sont en très-petit nombre : ils ne peuvent et ne doivent rester dans la mer que 3 ou 4 minutes.

Il est encore des phénomènes consécutifs qu'il est utile de faire connaître.

Souvent après les *deux* ou *trois* premiers bains,

les baigneurs éprouvent une grande lassitude; leurs membres paraissent brisés, ils ressentent un accablement général, une grande somnolence : tantôt ce sont des élancements très-vifs dans toutes les articulations, des étouffements, des battements de cœur et des douleurs plus vives dans les parties qu'ils cherchent à guérir : tantôt le sommeil est plus agité; ils éprouvent des démangeaisons, des éruptions sur tout le corps, de l'irritation au col de la vessie, à l'anus. Ces divers accidents sont en général d'une courte durée et disparaissent assez facilement : on peut même dire qu'ils sont exceptionnels.

CHAPITRE VII.

Effets thérapeutiques des bains de mer froids.

Il est des personnes qui ne veulent point considérer les eaux minérales comme un agent thérapeutique. On leur refuse même toute action médicale, et les effets évidents qu'elles produisent sont attribués en entier à des circonstances qui certes n'agissent qu'accessoirement. Ainsi l'on répète souvent que les bains de mer sont conseillés moins en raison de leur nature médicamenteuse, qu'à cause des distractions agréables qu'on y trouve et du régime sanitaire qu'on y suit plus exactement. Je suis loin de contester l'utilité et l'heureuse influence de ces moyens hygiénique sur certaines maladies, mais il est impossible de méconnaître l'action sur l'économie animale des divers éléments qui composent l'eau de mer. Chaque année les exemples de guérisons par l'air, l'eau et les bains de mer se multiplient.

De tous les temps ces bains ont été employés en thérapeutique. Bien qu'on leur attribue quelquefois des effets trop étendus, des guérisons merveilleuses, d'après Rayer et Andral, peu de moyens offrent une aussi grande énergie.

Un grand nombre d'enfants lymphatiques, scrophuleux, rachitiques, sont venus aux bains de Biarrits. Quelques-uns ont été radicalement guéris, les autres y ont trouvé une notable amélioration.

Lymphatiques. — On ne peut se figurer quelle influence salutaire exercent l'air salin, les bains de mer sur ces enfants pâles, étiolés, aux yeux caves et cernés, à la démarche vacillante; tristes, inquiets, sans appétit, sans forces et sans vie. Après un mois de séjour sur les bords maritimes, après trente ou quarante bains, ils se retirent presque tous avec le teint animé, l'appétit ouvert, les forces musculaires doublées, gais et jouissant de cette animation qui caractérise les enfants d'une forte constitution.

Scrophules. — Les scrophules, ce fléau de l'enfance, cette maladie si cruelle qui engendre une foule d'affections organiques et se termine si souvent par la phthisie tuberculeuse, trouvent toujours aux bains de mer une amélioration sensible et quelquefois une cure radicale. Que les scrophules soient le résultat d'un virus particulier, d'une pituite épaisse fixée sur les ganglions lympathiques, d'un vice spécifique de la lymphe (humoristes), ou bien d'une faiblesse radicale des vaisseaux et des ganglions lymphatiques, de l'altération de la nutrition, d'un vice d'animalisation (solidistes), ou enfin que cette maladie soit produite par une inflammation du système lymphatique (physiologistes), nous trouvons dans cette affection une modification générale de l'organisme due à une infinité de causes qu'il serait trop long d'énumérer; maladie qui se reconnaît facilement aux symptômes suivants : chairs blafardes et molles; bouffissure du visage; gonflement de la lèvre supérieure, des ailes du nez, accompagné souvent d'une inflammation fixée au pourtour de l'ouverture des narines; ophtalmies quelquefois rebelles; tumeurs sur le trajet des ganglions lymphatiques, mobiles sous la peau, indolentes, dures d'abord et se ramollissant après un certain temps. En effet, souvent la peau qui recouvre ces tumeurs s'amincit et s'ulcère : il s'écoule par cette ouverture un liquide séro-purulent chargé de flocons albumineux; quelquefois cette suppuration abondante diminue et est remplacée par un suintement qui dure pendant des mois, des années entières, plongeant les scrophuleux dans la tristesse et le marasme. Presque toujours la cicatrisation de ces ulcères s'opère lentement et laisse des traces indélébiles de la maladie. Les engorgements des ganglions lymphatiques se manifestent le plus souvent autour du col : ils peuvent exister aux aisselles et aux aînes.

Tel est en raccourci le tableau de la maladie scrophuleuse : à chaque pas l'on rencontre à Biarrits, pendant la saison des bains, des enfants atteints de cette cruelle affection. Parmi les scrophuleux qui ont réclamé mes soins, il en est qui ont retiré les meilleurs effets des bains de mer froids administrés convenablement.

Observation 1re. — B...., âgé de 12 ans, présentait ces divers symptômes de la maladie scrophuleuse : teint pâle, jaunâtre ; ventre gros, dur ; ganglions du col engorgés ; ophtalmie intense des deux yeux avec *photophobie*. En vain depuis deux mois il avait subi exactement une médication anti-scrophuleuse ; en vain il avait été soumis à l'usage de divers collyres, l'ophtalmie résistait à tous les moyens employés et le tourmentait vivement. On lui conseilla enfin pour dernière ressource les bains de mer. Il prit tous les matins un bain de six minutes à la côte du Moulin, et d'abord après un pédiluve sinapisé : les huit premiers bains de mer firent disparaître la photophobie et les vives douleurs qu'il endurait. L'ophtalmie diminuait chaque jour, et après 25 bains il ne restait plus qu'une légère rougeur des paupières, qui céda à l'action d'un collyre ainsi composé : nitrate d'argent 5 centigmes pour 32 gmes d'eau distillée : 2 à 3 gouttes d'eau instillées matin et soir dans chaque œil malade. L'engorgement ganglionnaire du col n'avait pas encore totalement disparu, je recommandai l'usage d'une alimentation tonique et des frictions sur les parties engorgées avec la pommade à l'iodure de plomb.

J'ai appris que les tumeurs ganglionnaires n'existaient plus, que la constitution du petit malade se fortifiait et qu'il jouissait d'une bonne santé.

Observation 2me. — Mlle P....., âgée de 7 ans, d'une très-faible constitution, est venue d'Espagne aux bains de Biarrits dans l'état suivant : teint pâle, chairs molles, ventre gros, membres inférieurs grêles, gonflement de la lèvre supérieure et des ailes du nez, autour desquelles existent des croûtes eczémateuses; rougeur des paupières, ulcération et suppuration assez abondante des ganglions du col. Je lui conseillai un bain de 4 à 6 minutes au Port-Vieux, un régime tonique, des frictions matin et soir sur tout le corps avec de la flanelle et de l'exercice au soleil, la tête couverte.

Après les 15 premiers bains de mer froids, la petite malade recouvrait de l'appétit et des forces, son teint se colorait, la suppuration diminuait considérablement et les ulcérations commençaient à se cicatriser. Je lui fis prendre alors à la côte des Basques vingt autres bains de 5 minutes sous l'influence desquels le ventre diminua graduellement de volume, les ulcérations des ganglions se cicatrisèrent complétement et les croûtes qui la défiguraient disparurent.

Ces observations que je pourrais multiplier prouvent que les bains de mer doivent être employés contre toutes les formes de la maladie scrophuleuse. Il ne faut pas croire cependant qu'ils suffisent toujours pour produire une guérison radicale. Il est souvent très-utile et même nécessaire d'employer d'autres moyens hygiéniques et thérapeutiques, qui, ajoutés à l'action des bains de mer, hâtent la cure de ces affections.

Rachitisme. — Si la maladie scrophuleuse a été considérée comme l'exagération du tempérament lymphatique, on peut dire que le *rachitisme* n'est souvent que l'exagération des accidents scrophuleux. En effet, presque tous les rachitiques que j'ai observés à Biarrits avaient déjà éprouvé quelque symptôme des scrophules. D'après Rufz, qui s'est occupé d'une manière toute particulière de cette affection, le premier âge, du moins à partir de l'époque du sevrage, est le plus favorable à sa production : elle attaque quelquefois le squelette en entier, mais ses effets les plus marqués, les plus constants, se portent sur le rachis.

Le sexe féminin prédispose au rachitisme dans la proportion de quinze filles pour un garçon. Sur vingt enfants rachitiques, M. Rufz en a compté treize de l'âge de 2 ans, quatre de 3 ans, deux de 5 ans, un seul de 11 ans. Cependant ceux que j'ai observés cette année étaient âgés, cinq de 7 à 8 ans, un seul de 4 ans.

Cette observation n'infirme en rien celle de M. Rufz, parce qu'il est probable que les parents répugnent à conduire aux bains de mer leurs enfants âgés de 2 à 3 ans : certes ils commettent une fatale erreur ; car il est essentiel de traiter cette maladie à son début, d'autant mieux qu'elle naît sous l'influence de causes longuement débilitantes, et alors même que ces enfants si jeunes ne pourraient d'aucune manière supporter les bains de mer froids, les bains chauds, le séjour sur les bords maritimes, une médication tonique sagement administrée produiraient les plus heureux effets et arrêteraient dans sa marche cette cruelle maladie, qui fait de si affreux ravages.

Parmi les rachitiques que j'ai soignés, quatre n'ont retiré des bains de mer que quelques effets peu avantageux : deux petites filles dont la maladie était récente y ont trouvé une grande amélioration.

Observation 1re. — Mlle R....., âgée de 5 ans, porte

des traces de la maladie scrophuleuse : son teint est assez coloré, elle est très-petite pour son âge, il semble que sa croissance ait été arrêtée par les vives souffrances qu'elle a endurées : on trouve aux aines quelques petits ganglions engorgés : il existe une légère *incurvation* de la colonne épinière et trois fistules qui suppurent assez abondamment depuis quatre mois : deux à gauche, au niveau de la 1re et 4me vertèbre dorsale ; la troisième à droite, au niveau de la 2me lombaire. Les trajets fistuleux ont été sondés : les vertèbres n'étaient point cariées. Du reste, la petite malade n'était pas très-faible. J'ordonnai un bain de 4 à 5 minutes tous les matins, à la côte des Basques ou du Moulin. Après les quinze premiers, qu'elle supportait très-bien, l'écoulement commença à diminuer, et au trentième bain il avait entièrement disparu ; les trois fistules étaient parfaitement cicatrisées et le système osseux semblait se consolider. Je conseillai à la mère de lui faire prendre des bains aromatiques et de ramener sa petite fille à Biarrits, persuadé que cette infirmité diminuera et pourra disparaître sous l'influence des bains de mer, continués pendant plusieurs saisons.

Observation 2me. — Mlle C......, âgée de 7 ans, est venue aux bains de Biarrits sur l'avis du professeur Serres dans l'état suivant : facies jaunâtre et bouffi, col court et gros, poitrine large et aplatie sur les côtés ; sternum poussé en avant ; gibbosité assez apparente depuis environ un an ; au côté gauche de la colonne épinière et au niveau de la 2me vertèbre dorsale, une fistule qui depuis environ six mois laisse suinter un liquide clair, aqueux, assez abondant. Point de carie de la vertèbre; caractère triste, inquiet; digestions mauvaises. Les premiers vingt bains pris au Port-Vieux, de 5 à 6 minutes chacun, augmentèrent les forces de cette petite fille et diminuèrent considérablement l'écoulement fistuleux, et après vingt autres bains de 5 minutes à la côte du Moulin, la fistule était cicatrisée, l'appétit ouvert et les digestions faciles. Il semblait même que la malade avait un peu grandi, que son buste s'était allongé. La gibbosité restait encore. La petite malade est soumise à l'usage de l'huile de foie de morue : elle doit revenir passer cette saison à Biarrits; je noterai avec soin le résultat obtenu : il serait heureux que des difformités de cette nature, nées et entretenues sous l'influence du vice rachitique, pussent être diminuées ou guéries par les bains de mer et un traitement approprié. Je suis d'autant mieux fondé à espérer que cette gibbosité assez récente pourra disparaître, que le docteur Pravaz, dans un excellent mémoire sur l'orthopédie et ses relations nécessaires avec l'organoplastie, vient de formuler les conclusions suivantes :

1° « Quelle que soit la cause qui détermine l'inflexion vicieuse du « rachis, il est presque toujours possible de la combattre avec succès « au début de sa déformation.

2° « Les seuls efforts de la nature conservatrice et médicatrice suffisent quelquefois pour arrêter les progrès de la déformation et « même l'effacer complétement. Mais il serait imprudent de compter « exclusivement sur cette tendance ortomorphe de la force plastique.»

De la menstruation.

Les différents âges de la vie de la femme présentent une série de phénomènes qui la caractérisent. Le plus curieux et le plus important est celui qui préside à cette révolution, qui modifie son physique et son moral de la manière la plus remarquable. Les signes qui annoncent l'époque de la puberté ne sauraient échapper à la vigilance soucieuse d'une mère; ils lui feront prendre mille précautions qui, quoique fort simples, sont trop souvent négligées. C'est dans ces circonstances quelquefois fâcheuses que les distractions, les bains de mer, le séjour sur les bords maritimes, sont d'un puissant secours.

Ces bains sont très-utiles aux personnes qui éprouvent quelque retard, accompagné d'accidents tels que prostration des forces, douleurs vagues, céphalées vives, palpitations du cœur, inappétence, mélancolie, etc.; ils fortifient la constitution de celles qui sont faibles, débiles et dont la menstruation est irrégulière, incomplète.

Chlorose.

La chlorose a été observée de tous les temps: on en trouve des descriptions plus ou moins complètes dans les ouvrages des anciens et des modernes; mais rien n'est plus variable que l'opinion des auteurs sur le siége et la nature de cette maladie.

Ainsi Galien la fait consister dans l'engorgement de la rate; Hippocrate, Sydenham, Cabanis et Roche, dans l'asthénie des organes génitaux; Cullen, dans l'adynamie de l'estomac; Gardien, dans une fièvre gastrique; Boisseau, dans un défaut des qualités stimulantes du sang; Andral, dans un excès de sérosité sanguine; Lisfranc, dans l'engorgement et l'inflammation chronique de l'utérus; Dugès, dans l'atrophie de l'ovaire; enfin Jolly prétend que le système nerveux est primitivement et spécialement affecté dans la chlorose. Quoi qu'il en soit de ces diverses opinions plus ou moins fondées, il est facile de prouver par les causes même qui déterminent la chlorose que les bains de mer, que l'air maritime sont d'une utilité évidente.

En effet, de l'avis de tous les médecins : 1° les constitutions faibles, lymphatiques; 2° l'habitation dans des lieux obscurs, froids, humides; 3° une nourriture peu substantielle, indigeste, produisent le plus souvent cette affection. Or l'air et les bains de mer combattent ces diverses causes de la manière la plus puissante. Ces bains sont éminemment toniques; ils fortifient les tempéraments faibles, délicats, lymphatiques : l'air salin sans cesse renouvelé donne de la force, de la vie, excite la circulation périphérique et tonifie le système nerveux; sous son influence et celle des bains de mer, toute la surface cutanée se colore et s'anime, l'appétit se rétablit, les digestions deviennent bonnes et faciles, les céphalalgies et la plupart des autres accidents qui accompagnent cette affection disparaissent assez rapidement.

Les chlorotiques trouveront donc aux bains de mer une guérison presque assurée, pourvu qu'ils les prennent d'une manière rationnelle et convenable.

Cependant comme le grand nombre des malades atteints de cette affection sont très-sensibles à l'impression du froid, il convient souvent de débuter par quelques bains de mer chauds, de rester fort peu de temps (3 à 4 minutes) dans le bain de mer froid et de favoriser la réaction par des pédiluves sinapisés et des frictions aromatiques sur tout le corps. Généralement il est très-utile de consolider les heureux effets que l'on a éprouvés des bains de mer, par l'usage des amers et des ferrugineux.

Leucorrhée.

La leucorrhée peut être produite par une inflammation des organes génitaux, elle réclame alors une médication toute particulière. Quand elle est exempte de toute espèce d'irritation et qu'elle existe à l'état de flux asthénique chez des filles lymphatiques, chez des femmes délicates, faibles, épuisées par des couches nombreuses et pénibles, les injections et les bains d'eau de mer produisent les meilleurs effets; si ces moyens sont continués assez longtemps, on voit disparaître petit à petit cette couleur terreuse du teint, cette faiblesse générale, cette inappétence et ces palpitations du cœur qui effraient tant les leucorrhéïques.

Aménorrhée.

L'aménorrhée que le professeur P. Dubois désigne par ces termes « suppression accidentelle des règles » entraîne souvent des désordres graves. Quelquefois elle produit des congestions vers les organes de la génération, de la chaleur et de la douleur aux régions hypogastriques et lombaires, de la pesanteur et des tiraillements au bassin et aux aines. Dans ces circonstances les bains de mer ne doivent être employés qu'avec la plus grande circonspection.

Le plus souvent cette suppression accidentelle est accompagnée de perte d'appétit, de dégoût, de nausées, de céphalalgie, d'oppressions, de palpitations, et de quelques phénomènes hystériques : la peau est décolorée, les yeux sont languissants, etc. C'est dans ces cas que l'air et les bains de mer sont très-salutaires. Un grand nombre de filles, de femmes affectées d'aménorrhée sont venues aux bains de Biarrits. Après trente ou quarante bains de mer, presque toutes ont vu disparaître avec la maladie les divers accidents qu'elle avait produits.

Métrorrhagie.

Cette affection, qui peut devenir si sérieuse, si grave, peut être produite par un grand nombre de causes; mais quand elle existe sous l'influence d'un état asthénique et qu'elle est liée à des phénomènes généraux et locaux de débilité, de faiblesse, d'atonie et d'engorgement du col utérin, que je pourrais appeler passif, les bains de mer produisent d'excellents effets.

Généralement les personnes atteintes de cette maladie se trouvent très-bien des bains du *Port-Vieux* fort courts (3 à 5 minutes).

Observation. — Mme D....., âgée de 38 ans, mère de 5 enfants, était tourmentée depuis six mois par une métrorrhagie qui avait entraîné des accidents sérieux, tels que douleurs lombaires très-vives, faiblesse extrême, inappétence, constipation, etc.; elle était dans un état d'anémie très-prononcé; elle ne pouvait faire la plus courte promenade sans s'exposer à des hémorrhagies considérables. Je conseillai à cette dame un repos absolu, des injections trois fois par jour avec l'eau de mer froide et l'usage des bains tranquilles du Port-Vieux, de trois minutes d'abord, puis de quatre jusqu'à huit graduellement. Comme sa maladie ne disparaissait pas aussi rapidement qu'elle l'aurait desiré, elle consulta le professeur Andral, alors à Biarrits, qui lui fit continuer le même traitement. Après 75 bains de mer, Mme D... vit cesser la métrorrhagie, reparaître son appétit, et quand elle quitta Biarrits, elle pouvait faire d'assez longues courses sans éprouver le moindre accident.

Rhumatismes.

Le rhumatisme est une maladie complexe dans laquelle dominent deux éléments : l'élément inflammatoire et l'élément nerveux : elle attaque d'une manière spéciale les systèmes fibreux et musculaires. On a beaucoup discuté sur l'état inflammatoire du rhumatisme. Plusieurs auteurs se fondent sur sa mobilité singulière pour rejeter toute espèce d'inflammation. Cependant l'on ne peut s'empêcher de reconnaître que cette affection est ordinairement accompagnée d'un état fluxionnaire, que l'inflammation seule peut produire.

Quelquefois on a confondu le rhumatisme avec les névralgies; alors l'élément nerveux dominait sans apparence d'inflammation : avec certaines douleurs des membres symptomatiques d'une affection générale ou d'une lésion du cerveau et de la moelle épinière; dans ce cas il était souvent difficile de constater des phénomènes d'une inflammation franche. Pour preuve que l'élément inflammatoire existe dans cette affection, le professeur Bouillaud a signalé dans ces derniers temps une loi de coïncidence entre le rhumatisme articulaire aigu et l'inflammation de la membrane séreuse du cœur, qui a été reconnue et constatée par de nombreux observateurs.

Cette loi bien établie, il reste à savoir laquelle des deux inflammations existe la première. Des observations multipliées sont nécessaires pour résoudre la question. Cependant je suis porté à croire que l'affection cardiaque préexiste souvent. Comme les auteurs ne sont point bien fixés sur la nature de l'élément général du rhumatisme, le traitement a beaucoup varié. Pour les uns, la saignée; pour les autres, l'opium; pour ceux-ci, l'émétique à haute dose; pour ceux-là, le nitrate de potasse sont des moyens héroïques. Ces divers médicaments peuvent être très-utiles dans certains cas particuliers; mais quand le rhumatisme est passé à l'état chronique, que les systèmes fibreux et musculaires ont perdu de leur vitalité, quand les muscles sont rigides, impropres à des mouvements énergiques et qu'ils font éprouver de la gêne, de la douleur lorsqu'on les met en action, les bains de mer soit chauds, soit froids, produisent les plus avantageux effets. Les exemples de guérison ne manquent point; mais je me contenterai de citer le fait suivant.

Observation. — M. S...... avait été atteint à deux reprises d'un rhumatisme articulaire aigu à l'épaule et à la cuisse gauche. Depuis ces fortes attaques, il sentait chaque année vers la fin du printemps les avant-coureurs de cette affection qui l'avait fait tant souffrir. Plusieurs années, malgré son âge assez avancé, il ne manqua pas de prendre quelques bains de mer froids, qui firent cesser les premières atteintes du mal. Trois ans s'écoulèrent ainsi sans rhumatisme, grâces aux bains qu'il avait pris. La 4me année, soit qu'il redoutât l'action des bains froids, soit qu'il n'éprouvât plus les symptômes de son affection, il négligea de se baigner selon sa coutume. Aussi fut-il attaqué de la manière la plus violente. La cuisse et la jambe gauche restèrent prises pendant trois mois : il pouvait à peine se traîner appuyé sur deux cannes, et parfois il souffrait cruellement de son rhumatisme. Enfin à l'arrivée de l'été, il se hâta de prendre des bains de mer froids. Les trois premiers réveillèrent ses douleurs, mais après une quinzaine de bains, il se trouva entièrement soulagé; il ressentit plus de force dans les muscles de la partie malade : le froid désagréable qu'il y éprouvait presque continuellement fut remplacé par une vive chaleur. Depuis cette époque le rhumatisme se fait à peine sentir. M. S....... ne manque pas de prendre chaque année quelques bains de mer.

Voilà certes un exemple frappant de guérison; cette exaspération de la douleur qu'a éprouvée M. S....... après les premiers bains, le grand nombre des rhumatisants qui fréquentent les bains de mer la ressentent. Il est utile de signaler cette particularité, parce que certains malades effrayés de ce résultat peu avantageux renonceraient à l'emploi de ces bains qui, continués avec quelques précautions, produisent le plus souvent la guérison. En général les rhumatisants d'un certain âge feront bien de débuter par quelques bains de mer chauds, dont ils abaisseront graduellement la température jusqu'à 24 à 22° R.

Si les bains de mer sont utiles dans les rhumatismes, on peut dire qu'ils sont nécessaires pour combattre ces dispositions rhumatismales qui se révèlent par une vive sensibilité aux influences atmosphériques, par des refroidissements presque continuels dans certains membres et par une tendance toute particulière aux fluxions et au gonflement œdémateux du tissu cellulaire.

Ils sont recommandés avec raison dans les névralgies de la tête (céphalées, hémicranies) et dans ces névroses ganglionnaires, qui se montrent sous des formes si singulières, si variées. Ils sont d'une efficacité reconnue dans l'asthénie nerveuse, dans l'anaphrodisie et le profluvium seminis.

Observation. — M. B......, âgé de 17 ans, atteint de *profluvium seminis*, a été envoyé aux bains de Biarrits des Eaux-Bonnes par le docteur Darralde. Les huit premiers bains que le malade prit à la côte du Moulin, loin de remédier à son mal, déterminèrent des congestions vers le cerveau et la poitrine. Il était décidé à quitter Biarrits lorsque je l'engageai, vu son état de faiblesse et de maigreur, à choisir les bains plus tranquilles du Port-Vieux, à y rester 5 à 6 minutes au plus et à prendre tous les jours deux pédiluves sinapisés; le premier d'abord après le bain de mer froid; le deuxième avant de se coucher. Ces bains produisirent le meilleur résultat.

La dyspnée, qui le tourmentait depuis qu'il avait pris les bains à la côte du Moulin, disparut avec l'insomnie et la vive céphalée qu'il éprouvait. Après trente bains du Port-Vieux, il avait recouvré des forces, de l'appétit et son infirmité était radicalement guérie.

Enfin on a préconisé les bains de mer contre l'aliénation mentale, l'hypocondrie, les névroses de la vue, les bronchites chroniques, certaines maladies de l'utérus et de la peau, certaines paralysies et même contre quelques cas de stérilité.

Je suis loin de nier l'influence de l'air salin et des bains de mer dans ces diverses affections : cependant j'attendrai des observations plus multipliées pour me prononcer sur leur degré d'efficacité.

CHAPITRE VIII.

Accidents survenus cette année à Biarrits par l'abus des bains de mer.

> Dans un pays où les bains de mer sont employés indistinctement et sans prendre conseil, il est nécessaire de faire connaître au public la série des graves conséquences qui proviennent de cette pratique inconsidérée et imprudente. Le Dr. Sir A. Clarke.

Il est très-difficile de retirer des bains de mer des effets avantageux, si l'on ne prend point certaines précautions. Certainement les organisations fortes peuvent violer toute espèce de règles, mais le grand nombre des malades est quelquefois victime d'une méthode vicieuse dans l'emploi de ces bains.

Ainsi, 1° M. C....., âgé de 19 ans, après avoir pris un bain de mer froid pendant qu'il transpirait, a été atteint dans la même journée, 20 septembre, d'une fièvre inflammatoire qui a nécessité l'emploi des saignées, sangsues, sinapismes, etc.

2° Mme D....., qui s'était exposée au froid, à la pluie après un bain trop long (de 3/4 d'heure), fut saisie le 17 septembre de violentes douleurs dans l'abdomen. Les extrémités étaient très-froides, le pouls à peine sensible : elle ne pouvait pas supporter le contact des couvertures : le ventre était très-ballonné. Bref, cette péritonite ne céda que le dixième jour aux frictions de l'onguent napolitain, aux sangsues, etc.

3º Mme S..... avait commis l'imprudence de se baigner en temps *inopportun*. Elle fut attaquée le 12 août de violentes coliques et d'un raptus sanguin vers le cerveau. Ces accidents ne cessèrent qu'après l'emploi de deux fortes saignées.

Mlle B...., pour avoir commis la même imprudence le 24 août, éprouva des accidents moins graves : cependant elle fut retenue dans son lit pendant deux jours.

Mlle M..... s'était exposée au froid après son bain : aussi fut-elle attaquée le 24 septembre d'un rhumatisme articulaire aigu, qui la fit cruellement souffrir pendant six jours. Deux saignées et un purgatif calmèrent les douleurs.

M. le comte de S...., âgé de 52 ans, était venu aux bains de Biarrits dans l'espoir de calmer des douleurs rhumatismales qui le tourmentaient depuis un an. Son âge avancé et son état de faiblesse auraient dû lui inspirer l'idée de débuter par quelques bains de mer chauds; mais il voulut prendre d'abord des bains de mer froids, et au troisième il fut atteint le 29 août de fièvres tierces qui l'empêchèrent de les continuer et ne cédèrent qu'à l'action du sulfate de quinine.

7º M. R... avait pris un bain de mer froid une demi-heure après un repas copieux : au sortir du bain, il éprouva le 30 août des vomissements et une fièvre violente. Une forte saignée le guérit assez rapidement.

8º Mme P......, âgée de 42 ans, avait pris à la côte des Basques plusieurs bains trop longs (elle restait 1/2 heure à 3/4 d'heure dans le bain). Le 10 août, vers le soir, elle éprouva des étourdissements et tomba en défaillance : elle était immobile, les yeux hagards, le visage congestionné ; le côté gauche était entièrement paralysé (hémiplégie). Une saignée de 504 grammes, des sinapismes et de larges ventouses sèches sur les membres paralysés réveillèrent la sensibilité. Le lendemain matin, deuxième saignée de 340 grammes, ventouses et purgatif : petit à petit elle recouvra la parole et le mouvement. Enfin le 18 août elle quitta Biarrits dans un état assez satisfaisant.

9° Mme F...., âgée de 48 ans, éprouva le 1er septembre à peu près les mêmes accidents par suite de la même imprudence. Deux fortes saignées pratiquées à temps, les révulsifs à l'extérieur et à l'intérieur la guérirent assez rapidement.

M. L...., âgé de 15 ans, d'un tempérament lymphatique, était atteint de fièvres tierces, lorsqu'il arriva à Biarrits. Le jour d'intervalle entre les accès, le 10 septembre, il voulut se baigner et resta dans le bain environ 15 minutes. Le lendemain la fièvre survint avec des accidents tellement graves du côté du cœur et des poumons, que dès que je le vis, je désespérai de sa guérison. En effet, il succomba dans la nuit du douze septembre.

Je pourrais citer d'autres accidents produits par l'imprudence des baigneurs, qui trop souvent abusent des bains de mer froids ; mais je craindrais de fatiguer le lecteur par de tristes récits et de prolonger une notice dont l'unique but est de donner quelques renseignements, quelques conseils à cette classe de baigneurs qui, chaque année, se rend plus nombreuse aux bains de Biarrits, sans notion aucune sur les divers effets de ces bains.

www.ingramcontent.com/pod-product-compliance
Ingram Content Group UK Ltd.
Pitfield, Milton Keynes, MK11 3LW, UK
UKHW021130230726
13926UKWH00002B/715